# BEI GRIN MACHT SICH IHR WISSEN BEZAHLT

- Wir veröffentlichen Ihre Hausarbeit, Bachelor- und Masterarbeit

- Ihr eigenes eBook und Buch - weltweit in allen wichtigen Shops

- Verdienen Sie an jedem Verkauf

Jetzt bei www.GRIN.com hochladen und kostenlos publizieren

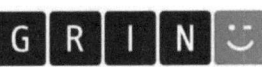

# Digitales Krankenhaus. Ein Vergleich zwischen Dänemark und Deutschland am Beispiel der elektronischen Patientenakte

Miriam Mueller

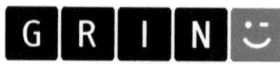

**Bibliografische Information der Deutschen Nationalbibliothek:**

Die Deutsche Nationalbibliothek verzeichnet diese Publikation in der Deutschen Nationalbibliografie; detaillierte bibliografische Daten sind im Internet über http://dnb.d-nb.de abrufbar.

ISBN: 9783346825360
Dieses Buch ist auch als E-Book erhältlich.

Druck und Bindung: Books on Demand GmbH, Norderstedt Germany
Gedruckt auf säurefreiem Papier aus verantwortungsvollen Quellen

Das vorliegende Werk wurde sorgfältig erarbeitet. Dennoch übernehmen Autoren und Verlag für die Richtigkeit von Angaben, Hinweisen, Links und Ratschlägen sowie eventuelle Druckfehler keine Haftung.

Das Buch bei GRIN: https://www.grin.com/document/1333719

Hochschule für angewandtes Management
Fakultät Betriebswirtschaft
Wintersemester 2020/2021

Studienarbeit
Kurs: Aktuelle Forschungsfragen in der Wirtschaftswissenschaft

# Digitales Krankenhaus – ein Vergleich zwischen Dänemark und Deutschland am Beispiel der elektronischen Patientenakte

vorgelegt von
Miriam Müller
1. Semester

Tag der Einreichung: 29.11.2020

# Inhaltsverzeichnis

# Tabellenverzeichnis

# Abkürzungsverzeichnis

| | |
|---|---|
| eGK | elektronischen Gesundheitskarte |
| EMRAM | Electronic Medical Record Adoption Model |
| ePA | elektronische Patientenakte |
| gematik | Gesellschaft für Telematikanwendungen der Gesundheitskarte |
| GMG | GKV-Modernisierungsgesetz |
| HIMSS | Healthcare Information and Management Systems Society |
| IKT | Informations- und Kommunikationstechnologie |
| MedCom | Danish Health Care Data Network |

# 1 Einleitung

Die Thematik Digitalisierung ist allgegenwärtig und verändert zunehmend unseren Alltag in vielerlei Hinsicht. Sie stellt alle gesellschaftlichen Bereiche, sei es Politik, Wirtschaft oder den Privatbereich vor neue Fragestellungen und Herausforderungen. Auch in der Gesundheitswirtschaft hat die digitale Revolution Einzug gehalten. Keine andere Branche ist so stark an den Transfer von Informationen und Kommunikation gebunden wie das Gesundheitswesen. Die mit der Digitalisierung einhergehenden informationstechnologischen Entwicklungen ermöglichen der Organisation Krankenhaus eine signifikante Steigerung der Effizienz und Qualität in der Versorgung (Oswald und Goedereis 2019, 63; Mühlbacher und Berhanu 2003, 2).

Einerseits werden sich Krankenhäuser als wirtschaftliche Einheit innovativen Unternehmensprozessen anpassen müssen, andererseits auch im Rahmen der medizinischen Leistungserbringung eine Entwicklung anstreben (Juhra und Born 2020, 1050). Geschützter Datenaustausch und leistungsfähige IT-Infrastruktur ermöglichen es Gesundheit neu zu denken. Dabei weicht funktions- und abteilungsbezogenes Handeln einrichtungsübergreifenden und vernetzten Prozessketten, die durch einen beschleunigten und flexiblen Austausch von Informationen und Daten geprägt sind (Oswald und Goedereis 2019, 63; Lux 2017, 1).

Die Patientenversorgung in Deutschland zeichnet sich derzeit durch eine hohe Heterogenität und eine Vielzahl an unterschiedlichen Leistungserbringern aus. Durch mangelhafte Interaktion und Kommunikation entsteht an den Schnittstellen ein Qualitätsverlust. An diesem Punkt kann die elektronische Patientenakte (ePA) unterstützen (Mühlbacher 2002, 52-53). Die flächendeckende Integrierung im Zusammenhang mit einer Telematik-Infrastruktur wurde bereits 2003 beschlossen, doch 17 Jahre später wurde die ePA größtenteils immer noch nicht eingeführt (Amelung et al. 2017, IX). Doch woran liegt die stetige Verzögerung? Welche Problemfelder gibt es bei der Umsetzung der ePA? Wie schneidet Deutschland im Vergleich zu anderen Ländern ab?

Angesichts des Veränderungsbedarfs in Deutschland befasst sich die vorliegende Studienarbeit mit der dänischen Krankenhausstruktur, die oftmals als Vorbild gesehen wird. Zunächst werden die Elemente der digitalen Transformation im Gesundheitswesen definiert, um anschließend den aktuellen Digitalisierungsgrad in Deutschland und Dänemark zu erörtern. Ferner werden die Funktionalitäten und Potentiale der ePA beleuchtet und die Implementierung dieser verglichen. Im darauffolgenden Kapitel werden mögliche Forschungsdesigns dargestellt, um die Forschungsfrage „Welche Herausforderungen verzögern die Implementierung der ePA in Deutschland und welche Erfahrungswerte können aus Dänemark abgeleitet werden?" zu beantworten. Ferner werden mögliche Vorgehen zur Erhebung der Daten aufgeführt. Abschließend findet eine Diskussion der geeigneten Forschungsdesigns statt.

# 2 Theoretische Grundlage

## 2.1 Digitale Transformation im Gesundheitswesen

Aus rein technischer Sicht betrachtet stellt die Digitalisierung ein Mittel zur Umgestaltung der Übertragungswege von Informationen dar, wobei analoge Daten verschiedener Quellen zu digitalen Werten umgestaltet werden. Die digitale Übermittlung des Informationsgehalts beinhaltet dabei Objekte wie Bild, Ton oder Text und hat somit keinen Eigenwert, sondern kann als Mittel zum Zweck gesehen werden (Bleicher und Abegglen 2017, 120). Ferner kann Digitalisierung als komplexer Informations- und Datenaustausch abgebildet werden, wobei gespeicherte Daten zeitgleich von unterschiedlichen Personen an unterschiedlichen Orten parallel wie sequentiell bearbeitet werden können (Bräutigam et al. 2017, 10).

Der technische Ausgangspunkt des digitalen Daten- und Kommunikationsflusses stellt die Informations- und Kommunikationstechnologie (IKT) dar. Diese wird auch als Schlüsseltechnologie der Digitalisierung bezeichnet und beinhalten alle technischen Geräte und Einrichtungen, die Informationen und Daten jeglicher Art digital verarbeiten können. Im Gesundheitswesen wird der Gebrauch von IKT mit dem Oberbegriff eHealth assoziiert (Oswald und Goedereis 2019, 50).

Der Grundsatz der Vernetzung repräsentiert einen weiteren wesentlichen Aspekt der Digitalisierung. Aus dem Zusammenspiel von geordneten, zweckbezogenen Informationen, dem Einsatz von Technik und den Optionen der Vernetzung längs der Wertschöpfungskette erfolgt ein bedeutender Wandel. Dieser Wandel, bedingt durch informationstechnologische Entwicklung, wird auch als digitale Transformation bezeichnet (Oswald und Goedereis 2019, 51-52).

Besonders wissensintensiven Branchen, wie auch dem Krankenhaus, bietet diese Entwicklung ein außerordentliches Innovations- und Produktivitätspotenzial. eHealth-Technologien ermöglichen es Krankenhäusern die Qualität der Patientenversorgung zu steigern, die Kommunikation abteilungs- und auch einrichtungsübergreifend zu verbessern, sowie eine Reduktion der medizinischen Kosten, Wartezeiten und Behandlungsfehlern (Kierkegaard 2015, 147; Oswald und Goedereis 2019, 50).

**Electronic Medical Record Adoption Model**

Eine Methodik, mit der sich der Digitalisierungsgrad von Krankenhäusern bestimmen lässt, ist das Electronic Medical Record Adoption Model (EMRAM). Es wurde 2005 von der HIMSS (Healthcare Information and Management Systems Society) entwickelt und besteht aus acht Stufen. Die niedrigste Stufe (Stufe 0) kennzeichnet kaum digitale Prozesse, unterdessen die höchste Stufe (Stufe 7) ein papierloses und vernetztes Krankenhaus darstellt (Tabelle 1). Alle

Kriterien einer Stufe müssen erfüllt sein, um in die nächste Stufe aufzusteigen (HIMSS Analytics 2017a; Mangiapane und Bender 2020; 33).

Tabelle 1: EMRAM Stufenmodell und Anteil der deutschen und dänischen Krankenhäuser (2017) (eigene Darstellung nach Stephani et al. 2019, 23 - 26)

| Stufe | Kriterien | Anteil KH in DE (%) | Anteil KH in DK (%) |
|---|---|---|---|
| Stufe 7 | Lückenlose ePA integriert alle klinischen Bereiche (z.B. Ambulanz, Intensivstation und Notaufnahme) und ersetzt alle (medizinischen) Papierakten; Einsatz von Standards zum Datenaustausch für die integrierte Versorgung; Data Warehouse als Basis für klinische und betriebliche Analysen. | 0,0 | 0,0 |
| Stufe 6 | Klinische Dokumentation interagiert mit intelligenter klinischer Entscheidungsunterstützung (basierend auf diskreten Datenelementen) UND Vorhandensein einer IT-geschützten, geschlossenen Medikationsgabeprozesses (closed loop medication). | 1,2 | 4,2 |
| Stufe 5 | Integrierte Bildmanagementlösung (z.B. PACS) ersetzt alle filmbasierten Bilder. | 18,0 | 95,8 |
| Stufe 4 | Elektronische Verordnung mit klinischer Entscheidungsunterstützung (basierend auf einer Rules-Engine) in mindestens einem klinischen Bereich und für Medikation. | 5,4 | 0,0 |
| Stufe 3 | IT-geschützte klinische Dokumentation sowie Einsatz elektronischer Verordnungen durch Ärzte bzw. Pflegepersonal; dies beinhaltet auch die Dokumentation der Medikamentengabe (eMAR) | 9,0 | 0,0 |
| Stufe 2 | Eine ePA (bzw. ein Clinical Data Repository) ermöglicht die Zusammenfassung und Normalisierung von Daten aus verschiedenen klinischen Quellen im gesamten Krankenhaus. | 26,9 | 0,0 |
| Stufe 1 | Informationssysteme für die großen diagnostischen und versorgenden Abteilungen (z.B. Labor, Radiologie, Apotheke) sind installiert bzw. Daten von externen Dienstanbietern können elektronisch verarbeitet werden. | 1,2 | 0,0 |
| Stufe 0 | Informationssysteme für die großen diagnostischen und versorgenden Abteilungen (z.B. Labor, Radiologie, Apotheke) sind nicht installiert bzw. Daten von externen Dienstanbietern können nicht elektronisch verarbeitet werden. | 38,3 | 0,0 |
| | Anzahl KH | 167 | 24 |
| | EMRAM-Mittelwert | 2,3 | 5,4 |

Das Model bietet Krankenhäusern die Möglichkeit ihren Digitalisierungsgrad ins Verhältnis zu anderen zu setzen, jedoch sind an dieser Stelle auch einige Kritikpunkte zu erwähnen. Zum einen ist in den meisten Ländern die Teilnahme an der EMRAM-Evaluation freiwillig, wodurch die Repräsentativität der Stichprobe nicht gewährleistet ist. Zum anderen kann die Vergleichbarkeit der Ergebnisse beeinflusst werden, da die Evaluation weitesgehend auf einer Selbstauskunft der Klinik basiert, ausgenommen von Kandidaten für Stufe 6/7. Nur im Fall von Unstimmigkeiten findet ein interaktiver Austausch statt (Stephani et al. 2019, 26-27).

Ferner finden bestimmte einrichtungsübergreifende Gesichtspunkte im EMRAM keine Beachtung, da der Schwerpunkt auf der klinikinternen IT-Steuerung liegt. Somit werden die Interaktion und digitale Kommunikation mit externen Einrichtungen, wie beispielsweise ansässigen Ärzten nicht berücksichtigt (Stephani et al. 2019, 26-27).

Im Jahr 2017 hatten die deutschen Kliniken einen durchschnittlichen EMRAM-Score von 2,3. Insbesondere die hohe Anzahl (knapp 40%) von Einrichtungen, die sich auf Stufe 0 befinden und dementsprechend gar nicht digital agieren ist erschreckend (Tabelle 1). Lediglich zwei Krankenhäuser sind in Deutschland auf Stufe 6 evaluiert worden, das Agaplesion Diakonieklinikum Rotenburg und die Medius Klinik Nürtingen (HIMSS Analytics 2017b). Demzufolge gibt es aktuell keine Einrichtung, die lückenlos mit einer ePA in allen klinischen Bereichen arbeitet (Stufe 7). In Dänemark hingegen sind fast alle Klinken aus Stufe 5 evaluiert worden (95,8%) und das Aarhus Universitetshospital auf Stufe 6 (HIMSS Analytics 2017b). Schreitet die Digitalisierung in Deutschland also nur sehr langsam voran oder geschieht durchweg zu wenig? Ein Vergleich mit dem digital Vorreiter Dänemark gibt uns die Möglichkeit, die Entwicklung in Deutschland besser einzuschätzen.

### 2.1.1 Entwicklung und Digitalisierungsgrad in Deutschland

Von 1996 bis 1998 fanden die ersten Plenumssitzungen der Arbeitsgruppe 7 des Forums Info 2000 für Telematik im Gesundheitswesen statt, die vom Bundesministerium für Gesundheit (BMG) angeleitet wurden. Grundlegende Themen, wie die effizientere Verfügbarkeit von Patientendaten zur Behandlung, wurden diskutiert (Haegele und Köhler 1998, 4).

Zum 01.01.2004 wurde das GKV-Modernisierungsgesetz (GMG) verabschiedet, in dem die Bestimmungen zur Einführung der elektronischen Gesundheitskarte (eGK) detailliert beschrieben wurden. Die Ausgabe der eGK sollte zum 01.01.2006 beginnen und stellt den Anfang der Erneuerung und Digitalisierung des deutschen Gesundheitswesens dar (Deutscher Bundestag 2003).

Um die Einführung und Weiterentwicklung der eGK und ihrer Infrastruktur in Deutschland effizient zu gestalten und die Interoperabilität der beteiligten Komponenten sicherzustellen wurde im Januar 2005 von den Spitzenorganisationen des deutschen Gesundheitswesens die gematik GmbH (Gesellschaft für Telematikanwendungen der Gesundheitskarte GmbH) gegründet. Die Existenz der gematik basiert dabei auf gesetzlichen Grundlagen, die in § 291b SGB V hinterlegt sind (gematik 2020).

Nachdem auch über 10 Jahre nach Beginn des GKV-Modernisierungsgesetzes kaum eine Anwendung im Feld verfügbar war, wurde am 3. Dezember 2015 das "Gesetz für sichere digitale Kommunikation und Anwendungen im Gesundheitswesen" (E-Health-Gesetz) vom Bundestag verabschiedet und ist am 1. Januar 2016 in Kraft getreten. Ziel dieses Gesetzes ist es die Anwendung der IKT im Gesundheitswesen zu beschleunigen und die Qualität der Versorgung zu verbessern. Fernen sollen telemedizinische Leistungen ergänzt und mit Zuschlägen gefördert werden können. Durch das E-Health-Gesetz wurde die Einführung der ePA in

Deutschland auch formell als zentraler Bestandteil der Telematikinfrastruktur verankert (Haas 2017, 139; Deutscher Bundestag 2015).

Zuletzt wurde 2019 der Health Innovation Hub als innovativer Impulsgeber gegründet, was im Rahmen des Innovationsforums Digitale Gesundheit 2025 vom Bundesministerium für Gesundheit entstanden ist. Diese Organisation soll die Perspektiven der Digitalisierung im Gesundheitswesen weiter erörtern und Konzepte zur Verbesserung der Versorgung erstellen (Bundesministerium für Gesundheit 2020; Health Innovation Hub 2020).

Abgesehen von einer einfachen Verbesserung der Krankenversichertenkarte ist von den ambitionierten Vorhaben der gematik GmbH, die als Treiber der Digitalisierung im Gesundheitswesen gilt, wenig vorzuweisen (Bertram et al. 2019, 4). Inwiefern in absehbarer Zukunft beträchtliche Meilensteine in Bezug auf die ePA erreicht werden, wird sich zeitnah zeigen. Aus dem aktuellen Koalitionsvertrag der Bundesregierung geht hervor, dass ein nationales Gesundheitsportal angestrebt wird, in dem sich Patienten und Patientinnen schnell und zuverlässig online informieren können. Des Weiteren erläutert die Arbeitsgruppe Gesundheit der CDU/CSU-Fraktion, dass eine Neuorientierung des E-Health-Gesetzes erforderlich ist, um die Weiterentwicklung im Gesundheitssektor anzutreiben (Presse- und Informationsamt der Bundesregierung 2018, 101). Die Einführung einer elektronischen Patientenakte bis 2021 ist ebenfalls im aktuellen Koalitionsvertrag vorgesehen (Presse- und Informationsamt der Bundesregierung 2018, 15).

## 2.1.2 Entwicklung und Digitalisierungsgrad in Dänemark

1994 wurde vom Ministerium für Gesundheit die non-Profit-Organisation MedCom (Danish Health Care Data Network) mit dem Ziel gegründet, ein landesweites Gesundheitsdatennetzwerk aufzubauen (Amelung et al. 2017, 36-37). Im Jahr 1996 wurde dann bereits der erste nationale Aktionsplan für die Digitalisierung des Gesundheitswesens verabschiedet und seitdem, im Sinne sogenannter nationaler Strategien, fortlaufend weiterentwickelt (Olejaz et al. 2012, 91; Amelung et al. 2017, 37). Im Jahr 2002 war das Kommunikationsnetzwerk der MedCom fast vollständig, wodurch die meisten Rezepte, Überweisungen und weitere Dokumente elektronisch abgewickelt wurden. Diese steigende Anzahl an übergreifenden elektronischen Gesundheitsdaten war der Impuls für das nationale digitale Patientenportal (sundhed.dk), das bereits 2003 online ging. Um das Vertrauen der Dänen in Sachen Datenschutz auszubauen, können die Patienten über genanntes Portal selbst auf die Protokolldatei zugreifen und erhalten somit Transparenz über den Zugriff auf ihre elektronischen Daten seitens Dritter (Henriksen 2019, 91-92).

Getrieben durch die eHealth-Strategien und MedCom wurde im Zeitraum von 2002 bis 2006 die Einführung der ePA in allen Krankenhäusern als auch fachärztlichen und hausärztlichen-

Bereichen verpflichtend. Während die Allgemein- und Hausärzte bis spätestens 2012 den Datenfluss zu 100% elektronisch abwickelten, ging die Implementierung der ePA im stationären Sektor zunächst nicht über einzelne Insellösungen, bedingt durch etwaigen Schnittstellenproblematiken, hinaus (Kierkegaard 2015, 3-5; Amelung et al. 2017, 37).

Diese Problematik wurde im Jahr 2007 durch die Strukturreform angegangen, indem die Zahl von 16 Regionen und 271 Gemeinden auf nur noch 5 Regionen und 98 Gemeinden reduziert wurde. Mit den einhergehenden veränderten Machtverhältnissen zwischen den Regionen und Gemeinden gegenüber der Zentralregierung kann diese Reform als Ausgangspunkt für die einheitliche Durchsetzung der IKT im dänischen Gesundheitswesen gesehen werden (Kierkegaard 2013, 4). Der Staat behält die Verantwortung für die allgemeinen Regulierungs- und Aufsichtsfunktionen, während die Regionen und Gemeinden für die Gesundheitsversorgung im Primär- und Sekundärbereich zuständig sind (Kierkegaard 2015, 2; Olejaz et al. 2012, 19; Christiansen und Vrangbæk 2018, 323).

Im Rahmen der Umstrukturierung forderte die Regierung die Regionen dazu auf, den Aufbau der ePA im stationären Bereich voranzutreiben, ließ Ihnen jedoch eine gewisse Entscheidungsfreiheit, z.B. in Bezug auf die Wahl des ePA-Systems. „Diese Kopplung aus top-down- und bottom-up-Ansatz führte allerdings dazu, dass in den Regionen eine Vielzahl von Systemen mit unterschiedlicher Bandbreite und Terminologie verwendet wurde [...]" (Amelung et al. 2017, 37). Um die Anzahl der unterschiedlichen Systeme wesentlich zu verringern, gründeten die Regionen die Regionale E-Health Organisation (Regionernes Sundhed-it), in der gewisse einheitliche Standards der ePA festgelegt wurden. 2014 betrieb dann jede Region ein ePA System (Olejaz et al. 2012, 91-92).

Die derzeitige E-Health-Strategie für 2018 bis 2022 hat vor allem den verbesserten Austausch von Daten, die weitere Einbindung der Patienten und die fortlaufende Optimierung der Datensicherheit im Vordergrund. Ferner soll die gegenwärtige E-Health-Infrastruktur zur Integration von mobilen Anwendungen weiter ausgebaut werden (Bertram et al. 2019, 11). Außerdem sollen im Rahmen eines nationalen Investitionsprogrammes bis 2022 landesweit insgesamt 16 so genannte Superkrankenhäuser entstehen, mit dem Ziel, die Krankenhausstruktur weiter zu zentralisieren (Augurzky und Beivers 2019, 75).

### 2.1.3 Vergleich zwischen Deutschland und Dänemark

Die Rahmenbedingungen im Gesundheitswesen von Deutschland und Dänemark weisen in wesentlichen Bereichen große Unterschiede auf. Wie im vorherigen Kapitel erläutert, existieren in Dänemark, im Vergleich zu Deutschland, keine eigenständigen Bundesländer, sowie keine unterschiedlichen Krankenhausträgerschaften. Auch bereits vor der dänischen Strukturreform war der Krankenhaussektor größtenteils durch die regionalen Verwaltungen geprägt, denen die Einrichtungen zugeordnet waren, im Unterschied zur deutschen Trägerpluralität (Berger et al. 2018, 20).

Im Gegensatz zu Deutschland gibt es in Dänemark keine Sozialversicherungen, sondern ein „staatliches, steuerfinanziertes Gesundheitssystem, bei dem sowohl die Planung und Träger-schaft als auch die Vergütung der Krankenhäuser in staatlicher Verantwortung liegen. Somit stammen sowohl die Behandlungsvergütung über das Fallpauschalensystem, wie auch die Investitionsfinanzierung über nationale und regionale Fördermittel direkt aus dem Staatshaus-halt." (Augurzky und Beivers 2019, 74).

Für die Dänen fallen dementsprechend keine zusätzlichen Versicherungskosten an, da die Leistungen größtenteils kostenlos in Anspruch genommen werden können. Bezüglich der Be-handlungsausgaben übernimmt der Staat rund 80% und die übrigen Kosten, z.b. bei bestimm-ten Arzneimitteln, zahnmedizinischen Behandlungen oder Physiotherapie, werden vom Ver-braucher selbst bezahlt. Die Gesundheitskosten sind somit allerdings nicht geringer, ganz im Gegenteil, denn Dänemark hat die höchsten Steuern aller Industrieländer. Dabei werden un-gefähr 70% des Einkommens versteuert, wohingegen Deutschland bei rund 40% liegt. Außer-dem hat Dänemark entsprechend nur eine staatliche Krankenversicherung, wohingegen in Deutschland etwa 220 Krankenkassen zum Vergleich stehen (Krankenhausvergleich 2020).

## 2.2 Elektronische Patientenakte

Die elektronische Patientenakte ist ein Instrument zur elektronischen bzw. digitalen Behand-lungsdokumentation eines Versicherten. Dieses Medium ermöglicht es, die optimale Gesund-heitsversorgung der Versicherten zu erschaffen und Transparenz herzustellen (Lütkehaus 2010, 62).

In der Literatur ist das Konzept und die Definition der ePA nicht einheitlich festgelegt. Die Un-terschiede sind oft nur minimal, jedoch sollte die Definition für diese Studienarbeit genau fest-gelegt werden. Grundlegend werden folgende Typen genannt: die einrichtungsinterne Patien-tenakte, die einrichtungsübergreifende Patientenakte und die persönliche Patientenakte (A-melung et al. 2017, 9-10).

Die *einrichtungsinterne Patientenakte* beinhaltet die Integration aller Informationen, Daten und Dokumente des Patienten innerhalb der behandelnden Einrichtung (Schmitz 2018, 38-39). Ferner wird die *einrichtungsübergreifende Patientenakte* als Instrument gesehen, dass „die leistungserbringerübergreifende und standortunabhängige Verfügbarkeit von relevanten Pati-entendaten erleichtert." (Amelung et al. 2017, 9). Durch den umfassenden Aufbau kann diese ePA den kompletten Versorgungsprozess abbilden. Im Gegensatz zu den beiden genannten Typen der ePA, in denen der Leistungserbringer das Management der Gesundheitsdaten übernimmt, führt der Patient selbst die zentrale Rolle der Verwaltung seiner persönlichen Daten im Rahmen der *persönlichen Patientenakte* durch (Amelung et al. 2017, 10-11). In dieser Studienarbeit wird sich ausschließlich auf die einrichtungsübergreifende Patientenakte bezogen.

### 2.2.1 Funktionalität, Potential und Risiken

Generell stellt die ePA ein breites Anwendungsgebiet für die Beteiligten zur Verfügung. An dieser Stelle werden einige Funktionalitäten, Potentiale und Risiken erörtert und beschrieben.

**Funktionalität**

Basierend auf dem jeweiligen Konzept können verschiedene Inhalte auf der ePA gespeichert und unterschiedliche Funktionen genutzt werden. Tabelle 2 bietet einen Überblick, wie die ePA aus technischer Sicht, je nach Digitalisierungsstrategie, gestaltet werden könnte.

Tabelle 2: Bandbreite an potenziellen Inhalten und Funktionalitäten, die in ePA integriert werden können (eigene Darstellung nach Amelung et al. 2017, 7 und Bertram et al. 2019, 5)

| Patientengerichtete Dokumente | |
|---|---|
| **Pässe/ Pläne** | **Verfügungen** |
| • Impfpass<br>• Allergiepass<br>• Brillenpass<br>• Mutterpass<br>• Medikationsplan | • Organspende<br>• Körpersende<br>• Patientenverfügung<br>• Einwilligungserklärungen |
| **Ausweise** | **Organisation** |
| • Blutspendeausweis<br>• Bonusheft<br>• Kinder-Untersuchungsheft | • Tagebuch<br>• Terminverwaltung<br>• Fitnessdaten<br>• Informationsportal |
| **Leistungserbringergerichtete Dokumentation** | |
| **Medizinische Dokumentation** | **Medizinische Dokumentation** |
| • Anamnesebogen<br>• Medizinische Basisdokumentation<br>• Behandlungsdokumentation<br>• Pflegedokumentation<br>• Radiologieakte<br>• Medizingerätediagnostik | • Laborakte<br>• Arztbrief<br>• Telemonitoring/ Homecare<br><br>**Erweiterte medizinische Dokumentation**<br><br>• Wechselwirkungsprüfung<br>• Kontraindikationsprüfung |
| **Kostenträgergerichtete Dokumente** | |
| **Abrechnungsrelevante Dokumente** | |
| • Arbeitsunfähigkeitsbescheinigung<br>• Leistungsabrechnung | |
| **Vom Patienten selbst erhobene Daten** | |
| • Patiententagebuch<br>• Vitalparameter wie Gewicht oder Blutzucker<br>• Daten aus Webanwendungen oder Apps wie Fitnesstracker<br>• Angabe von nicht apothekenpflichtigen Arzneimitteln im Medikationsplan | |

## Potential

Digitale Instrumente können die einrichtungsübergreifende Koordination zwischen unterschiedlichen Akteuren im Behandlungsprozess verbessern. Insbesondere die Verfügbarkeit und Speicherung der Inhalte, wie z.b. Diagnosen in der ePA kann eine *Informationstransparenz* erschaffen und somit effiziente Therapieentscheidungen fördern. Des Weiteren können durch die geschaffene Transparenz auch *unnötige Doppeluntersuchungen* vermieden werden (Haas 2017, 38-42; Amelung et al. 2017, 4).

Im Rahmen der Speicherung von Medikationsdaten kann außerdem die *Arzneimitteltherapiesicherheit* erhöht werden und damit *Medikationsfehler* und einhergehende unerwünschte Neben- und Wechselwirkungen für den Patienten vermieden werden. Ärzte und Apotheker können besser einsehen, ob die verordneten Präparate ein potentielles Gesundheitsrisiko darstellt (Heinze und Hilbert 2008, 19; Bertram et al. 2019, 6).

Darüber hinaus unterstützt die ePA das Personal dabei den *administrativen Aufwand* für die Versorgung zu reduzieren. Die elektronische Speicherung ermöglicht es den Ärzten und dem Pflegepersonal effizienter nach bestimmten Inhalten zu suchen, im Vergleich zur papierbasierten Dokumentation. Auf der Grundlage der einrichtungsübergreifenden Inhalte kann von der Anforderung von Daten zur Behandlung von externen Leistungserbringer abgelassen werden, was im Umkehrschluss mit *Zeitersparnis* und *Reduktion von Ressourcen* im Versorgungsalltag einhergeht (Menachemi und Brooks 2006, 162-163, Bertram et al. 2019, 6).

## Risiken

Die Einführung von IKT in die Strukturen der Gesundheitswirtschaft birgt allerdings auch Risiken für die Beteiligten, besonders für die Patienten. Die Verfügbarkeit der standort- und einrichtungsübergreifenden Daten kann eine Gefahr darstellen, besonders wenn die Angaben an *unbefugte Personen oder Bereiche* geraten (Mühlbacher und Berhanu 2003, 15).

Unter diesen Umständen ist das Recht auf Selbstbestimmung des Einzelnen über die Sichtbarkeit seiner Daten gefährdet und erhöht das *Missbrauchspotential*. Zum einen ist durch die Digitalisierung die Zugänglichkeit von Informationen erhöht und zum anderen steigert sie die Verknüpfung mit anderen Daten, was alle Daten eines Patienten als schutzbedürftig einstuft, da ein Gefährdungspotenzial besteht (Zipperer 2001, 3).

Die Balance von Datenschutz und Privatheit gegenüber Nutzen und Nutzbarkeit rückt daher immer weiter in den Fokus. „Je besser die Daten technisch vor unberechtigten Zugriffen geschützt sind, desto höher sind die Hürden beim Datenzugang in Ausnahmeszenarien: Wenn z. B. ein Datenzugriff nur bei Vorlage der Gesundheitskarte und mit PIN-Autorisierung durch den Patienten möglich ist bedeutet dies, dass die Daten potenziell nicht verfügbar sind, wenn der Patient nicht bei Bewusstsein ist." (Caumanns 2013, 138).

## 2.2.2 Impulse für Deutschland von Dänemark

Während Dänemark als Pionier in der Verwendung von IT im Gesundheitswesen agiert und im Rahmen seiner E-Health-Strategien für die nächsten Jahre bereits daran arbeitet die etablierte ePA und angrenzende Datenbanken zu verbessern und weiter zu verknüpfen, steht Deutschland in Sachen effektive Nutzung einer ePA nach wie vor in den Startlöchern (Bertram et al. 2019, 12).

Das Konzept in Bezug auf die Einführung und Weiterentwicklung der ePA in Dänemark ist durch eine erfolgreiche Zusammenführung des top-down- und bottom-up-Ansatzes gekennzeichnet, wobei nach Möglichkeit auf bestehende und funktionsfähige Lösungen aufgebaut wurde. Jedoch hat es Dänemark anfangs verfehlt direkte und einheitliche Strukturen zu implementieren, sodass unter anderem die Einführung der ePA im klinischen Sektor mit einem verhältnismäßig großen Aufwand und diversen Nachbesserungen verbunden war. Dementsprechend kann als Erfolgsfaktor für die Implementierung die Formulierung eindeutiger nationaler Vorhaben und Strategien gesehen werden (Amelung et al. 2017, 46-48).

Das Thema Datenschutz hat in den Augen der deutschen Bevölkerung einen besonders hohen Stellenwert. Allerdings zeigt sich am Beispiel von Dänemark, dass die ePA dort einen Rückschluss auf gesetzwidrige Datenzugriffe ermöglicht und Sanktionen im Falle von Datenmissbrauch verhängt werden. Grundsätzlich sind in Dänemark kaum Missbrauchsfälle geläufig (Bertram et al. 2019, 14; Amelung et al. 2017, 102).

Die öffentliche Wahrnehmung der Dänen zum Datenschutz ist sehr gegensätzlich zu der Deutschen. „Die Verfügbarkeit essenzieller Informationen für Leistungserbringer gebündelt an einer Stelle, die in entscheidenden Situationen mitunter Leben retten können, hat hier einen höheren Stellenwert inne als zum Teil unberechtigte datenschutzrechtliche Bedenken." (Bertram et al. 2019, 14). Ein Grundvertrauen in die Entscheidungsträger als auch in die Digitalisierung sind ausschlaggebend für die erfolgreiche Umsetzung und Implementierung der ePA.

Deutschland sollte sich Best-Practice-Länder wie Dänemark als Vorbild nehmen um den vorhandenen Wissensvorsprung durch das Importieren von Knowhow für sich zu nutzen. Somit können auch Fehler, die anderen Länder bei der Implementierung der ePA verübt haben, vermieden werden. Ferner bestünde dadurch die Möglichkeit, den entstandenen Rückstand der Digitalisierung etwas aufzuholen (Bertram et al. 2019, 12-13).

# 3 Methode der Arbeit

Für die empirische Untersuchung der Implementierung der elektronischen Patientenakte in Deutschland werden in diesem Kapitel die Hypothesen der Untersuchung abgeleitet, das Untersuchungsziel und das Forschungsdesign erläutert, sowie die Methoden zur Datenerhebung aufgezeigt.

## 3.1 Zwischenfazit und Aufstellung der Hypothesen

„Zusammenfassend ergibt sich ein weitreichendes Verbesserungspotenzial durch den Einsatz einer elektronischen Patientenakte mit dem Hauptziel, die Patientenversorgung aufgrund einer verbesserten, transparenteren Informationsbasis und den damit zusammenhängenden Auswirkungen entscheidend zu optimieren sowie unnötige Ausgaben zu vermeiden und die Gesundheit und Lebensqualität der Menschen zu verbessern, sowie die Handlungskompetenzen der Patienten zu stärken [...]" (Bertram et al. 2019, 6).

Zentrale Vorgaben in Kombination mit Bottom-up-Ansätzen, wie am Beispiel von Dänemark, könnte auch in Deutschland zum Erfolg führen, da hier mehrere einflussreiche Akteure mit Vetopositionen vorhanden sind (Amelung et al. 2017, 46-47; Wasem 2019, XIII). Ferner zeigt sich, dass ein wertbeständiges Grundvertrauen in die Entscheidungsträger und die Digitalisierung des Gesundheitswesens unabdingbar sind, um die elektronische Patientenakte schnell und zielführend zu implementieren. Die Tatsache, dass die Deutschen sich weiterhin mit dem Thema Datenschutz aufhalten und somit den Einsatz von Technologie verhindern, ist ein Zeichen dafür, dass dieses Grundvertrauen nur vereinzelt vorhanden ist (Bertram et al. 2019, 13).

Für die Beantwortung der Forschungsfrage, die in der Einleitung genannt wurde, sowie die Untersuchung in dieser Arbeit ergeben sich somit folgende Hypothesen:

(1) Fehlende Kommunikation und Aufklärung zum Thema Datenschutz verhindern die Gewinnung des Grundvertrauens in Entscheidungsträger und Technologie.

(2) Eine klare Vision im Rahmen einer E-Health-Strategie ist die Voraussetzung für die erfolgreiche Implementierung der ePA.

(3) Der Wissenstransfer von Dänemark unterstützt dabei den entstandenen Rückstand bei der Implementierung der ePA aufzuholen.

## 3.2 Festlegung der Untersuchungsziele

Das Forschungsvorhaben besteht aus einer Anzahl von Entscheidungen, die insgesamt den Forschungsprozess bilden. Das Forschungsdesign ist das Ergebnis der unterschiedlichen Entscheidungen und ist von großer Bedeutung, „da es festlegt, wie eine theoretische Forschungsfrage konkret in eine empirische Untersuchung umgesetzt werden soll." (Stein 2014, 135).

Nachdem das Untersuchungsproblem genau definiert wurde, folgt die Festlegung der Untersuchungsziele, sowie anschließend das Forschungsdesign und die Art der Datenerhebung. Grundlegend wird in der Forschung zwischen den Designtypen explorativ, deskriptiv, kausalanalytisch unterschieden, welche von der Art des Forschungsproblems und dem Umfang an verfügbarem Vorwissen bestimmt werden (Stephani et al. 2019, 30).

**Explorative Forschung**

Die explorative Untersuchung ist angemessen, wenn über das anzugehende Problem zum Zeitpunkt der Untersuchung noch wenig Informationen zur Verfügung stehen. Im Rahmen der explorativen Forschung werden zuerst alle Daten gesammelt, die grundlegend relevant sein könnten, weswegen diesem Untersuchungstypen ein Vorstudiencharakter nachgesagt wird und er als Vorbereitung für weitere vertiefende Forschungen dient (Magerhans 2016, 50-51).

Ferner dient die explorative Untersuchung vor allem dazu, Zusammenhänge zwischen Variablen oder Ursachen bzw. Einflussfaktoren für Probleme zu identifizieren und komplexe Fragen in gezieltere und überschaubare Teilfragen aufzuspalten. In Vorbereitung für anschließende deskriptive oder kausal-analytische Untersuchungen, dient die explorative Forschung außerdem als Grundlage, z.B. durch die Generierung von Hypothesen (Kuß et al. 2018, 30).

**Deskriptive Forschung**

Im Rahmen der deskriptiven Forschung werden zuvor dargelegte Ziele strukturiert verfolgt, was es ermöglicht, Sachverhalte genau zu beschreiben und zu erfassen (Magerhans 2016, 51). Im Gegensatz zur explorativen Untersuchung wird das Vorgehen eindeutig festgelegt und es findet eine sorgfältige Überprüfung statt, um möglichst präzise Aussagen treffen zu können. Ziel ist es am Ende der Forschung Ergebnisse vorzuweisen, die repräsentativ für eine Grundgesamtheit sind, wodurch systematische Fehler möglichst auf das Minimum zu reduzieren sind. Die Charakterisierung von Zielgruppen oder Märkten, Prognosen und die Korrelation zwischen Variablen sind typische Themenfelder für die Anwendung deskriptiver Forschung (Kuß et al. 2018, 33).

**Kausal-analytische Forschung**

Mit der Kausal-analytischen Forschung wird ein besonders hoher Anspruch an das methodische Vorgehen gestellt, sie führt allerdings in der Wissenschaft zu äußerst wertvollen Erkenntnissen. Ziel dabei ist es die Ursachen für beobachtete Verhalten oder Phänomene zu identifizieren, um ein bestimmtes Problem zu erklären und idealerweise daraus Lösungsansätze zu entwickeln, sogenannte Ursache-Wirkungs-Beziehungen (Kuß et al. 2018, 33-34). Von einer Kausalbeziehung wird erst dann gesprochen, wenn ein theoretischer Nachweis des Zusammenhanges besteht, die Veränderung des Effekts vor der Abwandlung des Grundes geschieht und alternative Erklärungsmöglichkeiten für den bestimmten Zusammenhang ausgeschlossen werden können (Kuß et al. 2018, 35).

## 3.3 Festlegung des Forschungsdesigns

Durch die Bestimmung des Forschungsdesign werden bereits grundsätzliche Entscheidungen über die anzuwendenden Methoden getroffen, wie z.b. die Festlegung der Art der Datenerhebung. Vorerst sollte jedoch überprüft werden, inwiefern die Forschungsfrage bereits durch intensive und systematische Auswertung und Analyse erhobene Daten (*Sekundärforschung*) beantwortet werden kann (Kuß et al. 2018, 11). Ein elementarer Vorteil der Sekundärforschung ist die Einsparung von Kosten und Zeit, da auf bereits vorhandenes Datenmaterial zugegriffen wird (Magerhans 2016, 63).

Im Gegensatz dazu bezeichnet man die *Primärforschung* als Neu-Erhebung von Daten. Beide Forschungsansätze stehen dabei nicht in Konkurrenz, sondern bilden vielmehr eine optimale Kombination, wobei die Sekundärforschung als Weiterführung der Primärforschung angesehen werden kann (Magerhans 2016, 63).

Bekannte Untersuchungsdesigns in der Primärforschung lassen sich in bestimmte Grundtypen unterteilen, die folgend vorgestellt werden.

### 3.3.1 Qualitative Untersuchungen

Die qualitative Untersuchung zeichnet sich unter anderem durch kleine Stichproben aus, ohne repräsentative Auswahl, bei denen die Fallzahl meist weit unter 100 liegt. Diese Umstände beschränken entsprechend die Generalisierbarkeit der Ergebnisse. Weitere Merkmale sind die bedingte Festlegung des Forschungsprozesses, das Interpretieren der Ergebnisse, was eine statistische Analyse kaum zulässt, sowie die Ausübung freier Arten von Befragungen und Beobachtungen (Kuß et al. 2018, 39-40). Die qualitative Untersuchung steht oft in Verbindung mit der explorativen Forschung und wird in der Anfangsphase des Forschungsprozesses genutzt (Kuß et al. 2018, 11). Dies bezieht sich auf die Grundlagenforschung, bei der Bildung von Hypothesen und bei der Theorieerstellung (Kuß et al. 2018, 39).

### 3.3.2 Querschnitts- und Längsschnitt-Untersuchungen

Die ausschlaggebende Eigenschaft der Querschnitts-Untersuchung ist die Zeitpunktbezogenheit, da es sich um eine Momentaufnahme handelt. „Mit Querschnittanalysen können Vergleiche der Ausprägungen von einzelnen Variablen an verschiedenen Merkmalsträgern zu einem bestimmten Zeitpunkt vorgenommen werden." (Magerhans 2016, 72). In der Praxis handelt es sich allerdings eher um einen Zeitraum von einigen Wochen, als einen bestimmten Zeitpunkt. Dieses Untersuchungsdesign findet sich meisten in der deskriptiven Forschung wieder. Im

Vergleich zu anderen Methoden hat die Querschnitts-Untersuchung den Vorteil, dass sie grundsätzlich eine kürzere Dauer mit sich bringt und damit verbunden geringere Kosten (Kuß et al. 2018, 41).

Der Fokus der Längsschnitt-Untersuchungen liegt darauf, Aussagen über einen Zeitraum oder zu verschiedenen Zeitpunkten zu messen. Dadurch lässt sich der Wandel von relevanten Merkmalen in einer bestimmten zeitliche Reihenfolge identifizieren (Magerhans 2016, 72). Auch diese Untersuchung steht meist im Zusammenhang mit der deskriptiven Forschung (Kuß et al. 2018, 12). Bei der Längsschnitt-Untersuchung geht es daher „nicht so sehr darum festzustellen, welche Werte bestimmte relevante Messgrößen haben, sondern eher um deren Entwicklung im Zeitablauf." (Kuß et al. 2018, 42).

### 3.3.3 Experimente

Ein weiteres Untersuchungsdesign der Primärforschung ist das Experiment. Es wird durch eine Vorgehensweise gekennzeichnet „bei der eine oder mehrere der so genannten unabhängigen Variablen derart manipuliert werden, dass die entsprechenden Auswirkungen auf abhängige Variablen beobachtet werden können." (Kuß et al. 2018, 185). Vor dem Hintergrund sind Experimente besonders bei kausal-analytischen Untersuchen von zentraler Bedeutung, da sie Rückschlüsse über Ursache-Wirkungs-Beziehungen bieten und als Ausgangspunkt zur Erklärung von gesellschaftlichen Besonderheiten dienen. „Nur wenn Einflüsse einer vermuteten Ursache nachgewiesen und zugleich andere Faktoren als potentielle Ursachen ausgeschlossen werden können, ist es möglich, Erklärungen für soziale Phänomene zuungunsten von Alternativverklärungen zu finden." (Eifler 2014, 195).

### 3.4 Darstellung der Arten zur Datenerhebung

Nach Bestimmung des Untersuchungsdesigns sind noch weitere methodische Schritte zu bestimmen, denn grundsätzlich sind Arten der Datenerhebung (z.B. Beobachtung oder Befragung) nicht zwingend einem bestimmten Typen der Forschungsdesigns zugeschrieben (Kuß et al. 2018, 46). Im Folgenden werden daher einige Methoden zur Datengewinnung vorgestellt und diskutiert, unterteilt in quantitative und qualitative Datenerhebung.

### 3.4.1 Quantitative Datenerhebung

In der quantitativen Methode werden objektiv zahlenmäßige Daten erfasst, z.B. durch eine Befragung, Panel, Test oder Beobachtung, was im Rahmen einer Voll- oder Teilerhebung erfolgen kann (Magerhans 2016, 70). Basierend auf dem begrenzten Umfang dieser Studienarbeit wird im kommenden Abschnitt lediglich auf die Befragung und Beobachtung eingegangen.

**Befragung**

Die Befragung ist eins der wichtigsten Instrumente der Primärforschung. Abgesehen von der Kommunikationsform (mündlich, schriftlich, telefonisch oder internetbasiert) stellt auch der Strukturierungs- und Standardisierungsgrad ein markantes Kriterium für die Art der Befragung dar. Unterdessen die qualitative Forschung durch geringe Standardisierung geprägt ist, versieren die quantitativen Techniken ein hohes Maß an standardisiertem Vorgehen an. Alle Teilnehmer erhalten den gleichen Fragebogen und entsprechende Antwortkategorien (Reinecke 2014, 601).

Die Standardisierung gewährleistet in der Hinsicht, dass die Ergebnisse über den Befragungsprozess hinweg vergleichbar, sowie überprüfbar und wiederholbar sind. Dadurch lässt sich eine rationelle Datenverarbeitung und -auswertung durchführen (Berekoven et al. 2009, 93). Ferner muss der Forscher entscheiden, wie viele unterschiedliche Themengebiete mit der Befragung behandelt werden sollen und entsprechend eine Einthemen- oder Mehrthemenbefragung wählen (Magerhans 2016, 115). Aufgrund der Relevanz und dem limitierten Umfang dieser Studienarbeit wird folglich nur auf die standardisierten schriftlichen und Online-Befragung eingegangen.

Im Rahmen der *standardisierten schriftlichen Befragung*, welche eine traditionelle Form darstellt, erhalten die Teilnehmer ihre Fragebögen auf postalischem Weg. Die *standardisierte Online-Befragung* hat im digitalen Zeitalter an großer Beliebtheit zugenommen und kann als E-Mail versandt oder als Webumfrage erstellt und geteilt werden (Magerhans 2016, 117-119). Grundsätzlich lassen sich für beide Varianten folgende Vor- und Nachteile nennen:

Tabelle 3: Vor- und Nachteile der schriftlichen und Online-Befragung (eigene Darstellung nach Magerhans 2016, 119-120)

| Vorteile | Nachteile |
|---|---|
| Relativ kostengünstig | Beeinflussung durch Dritte möglich |
| Hohe Reichweite: Ansprache einer Vielzahl, sowie räumlich entfernten Personen | Oftmals unzureichende Informationen über die Grundgesamtheit/ mangelnde Repräsentativität |
| Kein Interviewer Bias | Keine Möglichkeit für Verständnisfragen |
| Befragten können in Ruhe über die Antworten nachdenken. | Komplizierte Sachverhalte können nur bedingt abgefragt werden |

Im Gegenteil zur schriftlichen Befragung, biete die Online-Variante die Möglichkeit zur Personalisierung und der Ergänzung von audiovisuellen Materialien. Grundsätzlich zeigt die schriftliche Form außerdem eine niedrigere Rücklaufquote. Die Online-Befragung birgt hingegen die Gefahr der unseriösen Antworten, aufgrund der Anonymität (Magerhans 2016, 119-120).

**Beobachtung**

Im Vergleich zur Befragung wird der Beobachtung in der Forschung eine geringere Bedeutung zugeschrieben, da es nur für wenige Untersuchungszwecke empfänglich ist. Grundlegend handelt es sich bei dieser Art der Datenerhebung um die „Erfassung von sinnlich wahrnehmbaren Sachverhalten." (Magerhans 2016, 122f). Thierbach und Petschick (2014, 855) behaupten jedoch, dass die Beobachtung in mehreren unterschiedlichen soziologischen Forschungsrichtungen genutzt wird. Dabei sind nicht nur Personen in der Öffentlichkeit gemeint oder Experten, sondern auch Prozesse innerhalb von Unternehmen oder Vorgehensweisen bei Veranstaltungen.

Die wissenschaftliche Beobachtung läuft, im Vergleich zur alltäglichen, strukturiert und methodisch ab. Die Erkenntnisse zur Beantwortung der Forschungsfrage werden dokumentiert, später analysiert und anschließend zu einem wissenschaftlichen Bericht aufbereitet. Grundlegend kann laut Thierbach und Petschick (2014, 856-857) in verschiedene Formen der Beobachtung unterteilt werden, die sich mittels folgender Werte einteilen lassen:

- *Nicht-teilnehmend/ teilnehmend:* Entweder nimmt der Beobachter aktiv teil oder erforscht das Geschehen „aus der Ferne".
- *Verdeckt /offen:* Bei der verdeckten Forschung ist der Person die beobachtet wird nicht klar, dass dies geschieht, wohingegen die offene Varitante vorher kommuniziert wurde.
- *Systematisch/ unsystematisch:* Die systematische Beobachtung verläuft nach einem standardisierten Schema, währenddessen die unsystematische nicht einheitlich abläuft.
- *Natürlich/künstlich:* Entweder findet die Beobachtung in der natürlichen Umgebung statt oder in einem Labor bzw. einem künstlich geschaffenen Umfeld.
- *Selbstbeobachtung/Fremdbeobachtung:* Der Forscher beobachtet sich und sein Verhalten selbst oder das von anderen.

Für die Beobachtung konnten folgende Vor- und Nachteile identifiziert werden:

Tabelle 4: Vor- und Nachteile der Beobachtung (eigene Darstellung nach Gniewosz 2015, 108 und Magerhans 2016, 124)

| Vorteile | Nachteile |
|---|---|
| Variablen wie Mimik und Gestik können erfasst werden | Höchst anspruchsvolle Forschungsdesigns mit vielen möglichen Fehlerquellen |
| Ergebnisse sind im Allgemeinen wenig durch die untersuchten Personen beeinflussbar (besonders im Fall der verdeckten Beobachtung) | Möglichkeit der Falsch- oder Überinterpretation durch großer Interpretationsspielraum (subjektive Prägung) |
| Unabhängig von der Auskunftsfähigkeit und - willigkeit der Probanden | Erkennt der Proband die Beobachtungssituation, kann es zu atypischem Verhalten kommen (Beobachtungseffekt) |
| Relativ kostengünstig (z. B. Verkehrszählung) | Die Beobachtungssituation ist einmalig und nicht wiederholbar |

### 3.4.2 Qualitative Datenerhebung

Wie bereits erwähnt handelt es sich bei der qualitativen Datenerhebung um eine eher weniger strukturierte und nicht standardisierte Methode, meist in Form von qualitativen Interviews mit z.B. Experten oder Gruppendiskussionen (Magerhans 2016, 69-70).

**Einzelinterview**

Vor dem Hintergrund der qualitativen Forschung sind Einzelinterviews eine beliebte und häufig verwendete Methode. Grundsätzlich ist diese Art der Datenerhebung nicht standardisiert, denn einzig soziodemografische (z.b. Geschlecht) und sozioökonomische (z.b. Ausgaben) Faktoren werden in festgelegter Reihenfolge erhoben. Die Interviews lassen sich nach vorgenommenem Standardisierungsgrad in unstrukturiertes Interview, exploratives Interview und Tiefeninterview unterscheiden (Magerhans 2016, 169).

Durch das *unstrukturierte Interview* lässt sich eine möglichst natürliche Gesprächssituation gestalten. Zum Interview wird ein Leitfaden erstellt, in dem die signifikantesten Punkte aufgelistet sind. Grundlegend gibt es jedoch keine starre Reihenfolge, daher kann der Forscher unter anderem spontan Zusatzfragen stellen um eine Betrachtungsweise zu vertiefen (Magerhans 2016, 169).

Ziel des *explorativen Interviews* ist es intensive Einblicke in das Unterbewusstsein des Interviewten zu erhalten und Denkmuster zu erkennen. Mit dieser Form können rein qualitative Aussagen ermittelt werden. Mit dem *Tiefeninterview* ist eine offene und psychologische Variante des explorativen Interviews gegeben, die aus kleinen Fallzahlen besteht. Hierbei steht nur das Thema des Interviews fest, da ein Freiraum für das Einbringen von Emotionen, Gedanken und Wünschen gegeben sein soll. Die Tiefeninterviews lassen sich als Vorstudie nutzen, wenn zu einem Thema bisher nur geringe Erkenntnisse vorhanden sind oder nach neuen Einsichten gesucht wird (Magerhans 2016, 169-170).

Tabelle 5: Vor- und Nachteile der Einzelinterviews (eigene Darstellung nach Magerhans 2016, 173-174)

| Vorteile | Nachteile |
|---|---|
| Individuelle Anpassung an die Befragten | Interviewer müssen psychologisch geschult sein |
| Reihenfolge und Art der Äußerungen lassen Rückschlüsse auf die Bedeutung zu | Interview muss nebenbei protokolliert werden (z.B. Tonaufzeichnung oder Protokollanten) |
| Befragte sind (grundsätzlich) auskunftswilliger | Vergleichbarkeit ist nur begrenzt gegeben |
| Befragte haben Gelegenheit sich zu speziellen Themen ausführlich zu äußern | Relativ teure Form der Datenerhebung |
|  | Auswertung ist wesentlich aufwendiger |

**Gruppeninterview**

Die Gruppeninterviews als qualitative Art der Datenerhebung können unter anderem als eine Vorstudie für ein bisher gering bekanntes und strukturiertes Themenfeld dienen, sowie als eigenständige Methode zur Generierung von neuen kreativen Ideen. Ferner lassen sich damit gruppendynamische Prozesse analysieren. Die Gruppeninterviews werden grundlegend in drei unterschiedliche Befragungssituationen unterteilt: Gruppenbefragung, Gruppeninterview und Gruppendiskussion (Magerhans 2016, 174).

Die *Gruppenbefragung* zeichnet sich dadurch aus, dass die Teilnehmer in der Gruppensituation einen Fragebogen beantworten, unter Aufsicht des Forschers. Im Rahmen des *Gruppeninterviews* findet eine mündliche Gesprächssituation statt, in der parallel mehrere Teilnehmer von dem Interviewer durch die Befragung geführt werden, mit Hilfe eines Interviewleitfadens (Magerhans 2016, 175).

Ziel der *Gruppendiskussion* ist es, in einer kurzen Zeitspanne eine Vielfalt an Idee, Meinungen und Ansichten von mehreren Teilnehmern in einem gemeinsamen Gruppengespräch zu generieren (Berekoven et al. 2009, 90). Dabei sollte die Diskussion zu einer freien Interaktion der Beteiligten führen, in der der Forscher lediglich die Rolle des Moderators einnimmt, um die Gruppe durch das Gespräch zu führen (Magerhans 2016, 175). Geeignet sind für diese Art Gruppen mit 6 bis 10 Personen (Berekoven et al. 2009, 91). Da die Gruppendiskussion als ausschlaggebendste Variante des Gruppeninterviews zählt, werden die folgenden Vor- und Nachteile auf diese Form bezogen. Die Inhalte lassen sich allerdings größtenteils auch auf die weiteren zwei Methoden ableiten.

Tabelle 6: Vor- und Nachteile der Gruppendiskussion (eigene Darstellung nach Magerhans 2016, 184-185)

| Vorteile | Nachteile |
| --- | --- |
| Spontane Reaktionen der Teilnehmer können beobachtet werden | Relativ hohe Kosten |
| Teilnehmer setzen sich intensiv mit dem Untersuchungsgegenstand auseinander | Auswertung der Daten könnte stark beeinflusst werden (Subjektivität) |
| Interaktive Auseinandersetzung führt zu vielschichtigen Ergebnissen | Interpretation der Ergebnisse erfordert große Sachkenntnis und Erfahrung |
| Adaption von Argumenten in der Gruppe können beobachtet werden | Dient lediglich als Einstieg in die interessierende Thematik |
| Relativ wenig Vorlaufzeit (abgesehen von der Akquise der Teilnehmer) | Ergebnisse können nicht auf Grundgesamtheit hochgerechnet werden (geringe Fallzahl) |
| Audio- und Videoaufzeichnung ermöglicht eine nachträgliche und sehr sorgfältige Auswertung | |

## 3.5 Diskussion eines geeigneten Forschungsdesigns

Basierend auf dem vorhergegangenen Literatursurvey und der Erläuterung der möglichen Methoden können folgende Forschungsdesigns und Datenerhebungsarten empfohlen werden:

Da sich bereits mehrere Autoren mit der Entwicklung der Implementierung der elektronischen Patientenakte in Deutschland, dem Stand der Technologieeinsätze in Dänemark und den möglichen Impulsen von Dänemark für Deutschland beschäftige haben, stehen zur Beantwortung der Forschungsfrage bereits erhobene Daten zur Verfügung. Demzufolge kann die Auswertung und Analyse dieser Daten im Rahmen der Sekundärforschung als ersten Schritt dienen, was den elementaren Vorteil der Einsparung von Kosten und Zeit mit sich bringt (Kuß et al. 2018, 11; Magerhans 2016, 63).

Fernen wird eine qualitative Untersuchung oft in der der Anfangsphase des Forschungsprozesses genutzt, die in Verbindung mit der explorativen Forschung steht und sich auch in diesem Fall anbietet (Kuß et al. 2018, 11). Mittels einer Gruppendiskussion kann in einem kurzen Zeitraum ein breites Spektrum an Ideen, Meinungen und Ansichten von mehreren Teilnehmern mit entsprechender Expertise gewonnen werden (Berekoven et al. 2009, 90). Im Vergleich dazu ist das qualitative Einzelinterview eher ungeeignet, da nur eine geringere Menge an Input in selbiger Zeit generiert werden kann.

Da die qualitative Untersuchung nur eine kleine Stichprobe zulässt und diese Umstände die Generalisierbarkeit der Ergebnisse entsprechend beschränken (Kuß et al. 2018, 39), wird anschließend eine quantitative Forschung empfohlen. Grundsätzlichen schließen sich qualitative und quantitative Ansätze nicht gegenseitig aus und können vielmehr als sinnvolle Kombination genutzt werden (Magerhans 2016, 70).

Vor dem Hintergrund wird eine Querschnitts-Untersuchungen mittels Befragung im Rahmen der Datenerhebung empfohlen, die sich in der deskriptiven Forschung wiederfindet (Kuß et al. 2018, 41). Die Standardisierung der quantitativen Methode gewährleistet in der Hinsicht, dass die Ergebnisse über den Befragungsprozess hinweg vergleichbar, sowie überprüfbar und wiederholbar sind (Berekoven et al. 2009, 93). Im Detail bietet sich die standardisierte Online-Befragung an, da diese eine hohe Reichweite and Anzahl an befragten Personen ermöglicht, um die generierten Hypothesen zu überprüfen (Magerhans 2016, 120).

Im Vergleich zur Befragung ist die Beobachtung für die Beantwortung der Forschungsfrage eher ungeeignet, da sich diese Art der Datenerhebung durch die Erfassung von sinnlich wahrnehmbaren Sachverhalten auszeichnet (Magerhans 2016, 122). Da die Implementierung der ePA in Deutschland noch nicht entsprechend weit vorangeschritten ist, würde sich eine Beobachtung erst zu einem späteren Zeitpunkt als nützlich erweisen, wenn es z.B. um die Optimierung der ePA im Klinikalltag geht.

# 4  Fazit

Die Implementierung der elektronischen Patientenakte in Deutschland verzögert sich bereits seit einigen Jahren. Im Vergleich dazu kümmert sich Dänemark als Pionier in der Verwendung von IT im Gesundheitswesen bereits um weitere Optimierungsschritte (Klauber et al. 2019, 12). Dieser Fortschritt konnte durch wirksame Governance, sowie frühzeitige und klare Zielsetzungen erreicht werden. Deutschland sollte daher die Impulse und den Wissensvorsprung aus Dänemark für sich nutzen, um die langsame Entwicklung voranzutreiben (Bertram et al. 2019, 3).

Vor dem Hintergrund könnten die Entscheidungsträger in Deutschland erfolgversprechende und zielführende Teilmodule aus Dänemark einkaufen und das Importieren von Knowhow nutzen, um an bereits gegenwärtige Lösungen anzubauen. Voraussetzung dafür ist jedoch, dass die ePA einen wesentlichen Teil im künftigen Versorgungsprozess einnehmen wird (Amelung et al. 2017, 103). Dies bedarf einer stärkeren Governance, wie im Beispiel von Dänemark, wo die Regierung nationale Vorhaben und Strategien vorgegeben hat. „Insbesondere Dänemark zeigt hier, dass Top-Down-Entscheidungen schnell für Einheitlichkeit sorgen und Politik, Ärzte, Krankenhäuser und Patienten dennoch an einem Strang ziehen können." (Bertram et al. 2019, 13).

Ferner halten in Deutschland die Datenschutzdiskussionen den Einsatz von Technologien in der Gesundheitswirtschaft auf. Am Beispiel der ausgereiften ePA in Dänemark zeigt sich jedoch, dass eine Rückverfolgung von gesetzwidrigen Datenzugriffen möglich ist und Sanktionen im Falle von Datenmissbrauch verhängt werden. Grundlegend ist hier die öffentliche Wahrnehmung zum Thema Datensicherheit überaus positiv gestimmt. Im Rahmen einer Informationskampagne könnte auch Deutschland seine Bürger und Bürgerinnen die Vorteile der ePA aufzeigen und somit auf die positiven Eigenschaften aufmerksam machen, als auch die Maßnahmen im Sinne der Datennutzung transparent aufzeigen (Amelung et al. 2017, 102).

# Literaturverzeichnis

Amelung, Volker E./Binder, Sebastian/Bertram, Nick/Chase, Daniela P./Urbanski, Dominika (2017). Die elektronische Patientenakte: Fundament einer effektiven und effizienten Gesundheitsversorgung. Heidelberg, medhochzwei Verlag.

Augurzky, Boris/Beivers, Andreas (2019). Digitalisierung und Investitionsfinanzierung. In: Klauber, Jürgen/Geraedts, Max/Friedrich, Jörg/Wasem, Jürgen (Hg.). Krankenhaus-Report 2019. Berlin, Springer, 67 – 82.

Berekoven, Ludwig/Eckert, Werner/Ellenrieder, Peter (2009). Marktforschung. Methodische Grundlagen und praktische Anwendung. 12. Aufl. Wiesbaden, Gabler.

Berger, Elke/Busse, Reinhard/Finger, Benjamin/Focke, Klaus/Geissler, Alexander (2018). Krankenhaus: Impulse aus Dänemark für Deutschland. G&S Gesundheits- und Sozialpolitik 72 (3), 19–24.

Bertram, Nick/Püschner, Franziska/Gonçalves, Ana S. O./Binder, Sebastian/Amelung, Volker E. (2019). Einführung einer elektronischen Patientenakte in Deutschland vor dem Hintergrund der internationalen Erfahrungen. In: Klauber, Jürgen/Geraedts, Max/Friedrich, Jörg/Wasem, Jürgen (Hg.). Krankenhaus-Report 2019. Berlin, Springer, 3 – 16.

Bleicher, Knut/Abegglen, Christian (2017). Das Konzept integriertes Management. Visionen - Missionen - Programme. 9. Aufl. Frankfurt/New York, Campus Verlag.

Bräutigam, Christoph/Enste, Peter/Evans, Michaela/Hilbert, Josef/Merkel, Sebastian/Öz, Fikret (2017). Digitalisierung im Krankenhaus. Mehr Technik - bessere Arbeit? Düsseldorf, Hans-Böckler-Stiftung.

Bundesministerium für Gesundheit (2020). E-Health – Digitalisierung im Gesundheitswesen. Online verfügbar unter https://www.bundesgesundheitsministerium.de/e-health-initiative.html (abgerufen am 13.11.2020).

Caumanns, Jörg (2013). Datenschutz und Datennutz bei elektronischen Patientenakte. Datenschutz und Datensicherheit-DuD 37 (3), 137–142.

Christiansen, Terkel/Vrangbæk, Karsten (2018). Hospital centralization and performance in Denmark -Ten years on. Health policy 122 (4), 321–328.

Deutscher Bundestag (2003). Gesetzentwurf der Fraktionen SPD, CDU/CSU und BÜNDNIS 90/DIE GRÜNEN – Entwurf eines Gesetzes zur Modernisierung der gesetzlichen Krankenversicherung (GKV – Modernisierungsgesetz – GMG).

Deutscher Bundestag (2015). Gesetz für sichere digitale Kommunikation und Anwendung im Gesundheitswesen sowie zur Änderung weiterer Gesetze.

Eifler, Stefanie (2014). Experiment. In: Baur, Nina/Blasius, Jörg (Hg.). Handbuch Methoden der empirischen Sozialforschung. Wiesbaden, Springer VS, 195 – 210.

gematik (2020). Gesetzliche Grundlagen. Online verfügbar unter https://www.gematik.de/ueber-uns/gesetzliche-grundlagen/ (abgerufen am 13.11.2020).

Gniewosz, Burkhard (2015). Beobachtung. In: Reinders, Heinz/Ditton, Hartmut/Gräsel, Cornelia/Gniewosz, Burkhard (Hg.). Empirische Bildungsforschung: Strukturen und Methoden. 2. Aufl. Wiesbaden, Springer, 109 – 118.

Haas, Peter (2017). Elektronische Patientenakten. Einrichtungsübergreifende Elektronische Patientenakten als Basis für integrierte patientenzentrierte Behandlungsmanagement-Plattformen. Publikation der Bertelsmann-Stiftung.

Haegele, Michael/Köhler, Claus (1998). Gesundheitsaufklärung und Vorsorgeinformationen für Bürger und Patienten; GIS-Gesundheits-Informations-System in Telematikanwendungen im Gesundheitswesen, Arbeitsgruppenbericht AG 7, Info Forum 2000.

Health Innovation Hub (2020). Über uns. Online verfügbar unter https://hih-2025.de/ (abgerufen am 13.11.2020).

Heinze, Rolf G./Hilbert, Joseph (2008). Vorschläge und Handlungsempfehlungen zur Erarbeitung einer kundenorientierten eHealth-Umsetzungsstrategie. Dortmund, Arbeitsgruppe 7 "IKT und Gesundheit" des Nationalen IT-Gipfels.

Henriksen, Hans E. (2019). Digitalisierung in der Neuordnung des dänischen Krankenhausmarktes. In: Klauber, Jürgen/Geraedts, Max/Friedrich, Jörg/Wasem, Jürgen (Hg.). Krankenhaus-Report 2019. Berlin, Springer, 91 – 100.

HIMMS Analytics (2017a). ELECTRONIC MEDICAL RECORD ADOPTION MODEL. Online verfügbar unter https://www.himssanalytics.org/europe/electronic-medical-record-adoption-model (abgerufen am 12.11.2020).

HIMMS Analytics (2017b). STAGE 6 & 7 ACHIEVEMENT. Online verfügbar unter https://www.himssanalytics.org/europe/stage-6-7-achievement (abgerufen am 12.11.2020).

Juhra, Christian/Born, Judith (2020). Klinik 4.0 – Das digitale Krankenhaus. In: Walter Frenz (Hg.). Handbuch Industrie 4.0: Recht, Technik, Gesellschaft. Berlin, Heidelberg, Springer, 1037 – 1051.

Kierkegaard, Patrick (2013). eHealth in Denmark: a case study. Journal of medical systems 37 (6), 1 – 10.

Kierkegaard, Patrick (2015). Interoperability after deployment: persistent challenges and regional strategies in Denmark. International Journal for Quality in Health Care 27 (2), 147 – 153.

Krankenhausvergleich (2020). Krankenversicherung in Dänemark. Online verfügbar unter https://www.krankenkassenvergleich.com/krankenversicherung-daenemark/ (abgerufen am 19.11.2020).

Kuß, Alfred/Wildner, Raimund/Kreis, Henning (2018). Marktforschung. Datenerhebung und Datenanalyse. 6. Aufl. Wiesbaden, Springer Gabler.

Lux, Thomas (2017). E-Health – Begriff und Anwendungen. In: Müller-Mielitz, Stefan/ Lux, Thomas (Hg.). E-Health-Ökonomie. Wiesbaden, Springer, 1 – 22.

Lütkehaus, Sonja (2010). Der Patient und seine Akte – Elektronische Patientenakten und das Selbstbestimmungsrecht. Hamburg, Diplomica Verlag.

Magerhans, Alexander (2016). Marktforschung. Eine praxisorientierte Einführung. Wiesbaden, Springer Gabler.

Mangiapane, Markus/Bender, Matthias (2020). Patientenorientierte Digitalisierung im Krankenhaus. IT-Architekturmanagement am Behandlungspfad. Wiesbaden, Springer Vieweg.

Menachemi, Nir/Brooks, Robert G. (2006). Reviewing the benefits and costs of electronic health records and associated patient safety technologies. Journal of medical systems 30 (3), 159 – 168.

Mühlbacher, Axel (2002). Integrierte Versorgung – Management und Organisation, Bern, Hans Huber Verlag.

Mühlbacher, Axel/Berhanu, Samuel (2003). Die elektronische Patientenakte: Ein internetbasiertes Konzept für das Management von Patientenbeziehungen. Diskussionspapiere No. 2003/8, Technische Universität Berlin, Fakultät Wirtschaft und Management, Berlin.

Olejaz, Maria/Juul Nielsen, Annegrete/Rudkjøbing, Andreas/Okkels Birk, Hans/Krasnik, Allan/Hernández-Quevedo, Cristina (2012). Denmark: Health system review. Health Systems in Transition 14 (2), 1 – 192.

Oswald, Julia/Goedereis, Klaus (2019). Voraussetzungen und Potenziale des digitalen Krankenhauses. In: Klauber, Jürgen/Geraedts, Max/Friedrich, Jörg/Wasem, Jürgen (Hg.). Krankenhaus-Report 2019. Berlin, Springer, 49 – 66.

Presse- und Informationsamt der Bundesregierung (2018). Koalitionsvertrag zwischen CDU, CSU und SPD – 19. Legislaturperiode. Online verfügbar unter https://www.bundesregierung.de/re-source/blob/975226/847984/5b8bc23590d4cb2892b31c987ad672b7/2018-03-14-koalitionsvertrag-data.pdf?download=1 (abgerufen am 13.11.2020).

Reinecke, Jost (2014). Grundlagen der standardisierten Befragung. In: Baur, Nina/Blasius, Jörg (Hg.). Handbuch Methoden der empirischen Sozialforschung. Wiesbaden, Springer VS, 601 – 618.

Schmitz, Michael (2018). Digitalisierung im Gesundheitswesen. Göttingen, Cuvillier Verlag.

Stein, Petra (2014). Forschungsdesigns für die quantitative Sozialforschung. In: Baur, Nina/Blasius, Jörg (Hg.). Handbuch Methoden der empirischen Sozialforschung. Wiesbaden, Springer VS, 135 – 152.

Stephani, Victor/Busse, Reinhard/Geissler, Alexander (2019). Benchmarking der Krankenhaus-IT: Deutschland im internationalen Vergleich. In: Klauber, Jürgen/Geraedts, Max/Friedrich, Jörg/Wasem, Jürgen (Hg.). Krankenhaus-Report 2019. Berlin, Springer, 17 – 32.

Thierbach, Cornelia/Petschick, Grit (2014). Beobachtung. In: Baur, Nina/Blasius, Jörg (Hg.). Handbuch Methoden der empirischen Sozialforschung. Wiesbaden, Springer VS, 855 – 866.

Wasem, Jürgen (2019). Digitalisierung im Krankenhaus – eine Einführung. In: Klauber, Jürgen/Geraedts, Max/Friedrich, Jörg/Wasem, Jürgen (Hg.). Krankenhaus-Report 2019. Berlin, Springer, XIII – XV.

Zipperer, Manfred (2001). Probleme des Datenschutzes bei der Telematik. Europäisches Zentrum für Staatswissenschaften und Staatspraxis, Diskussionspapiere zu Staat und Wirtschaft, Nr. 23, Berlin.

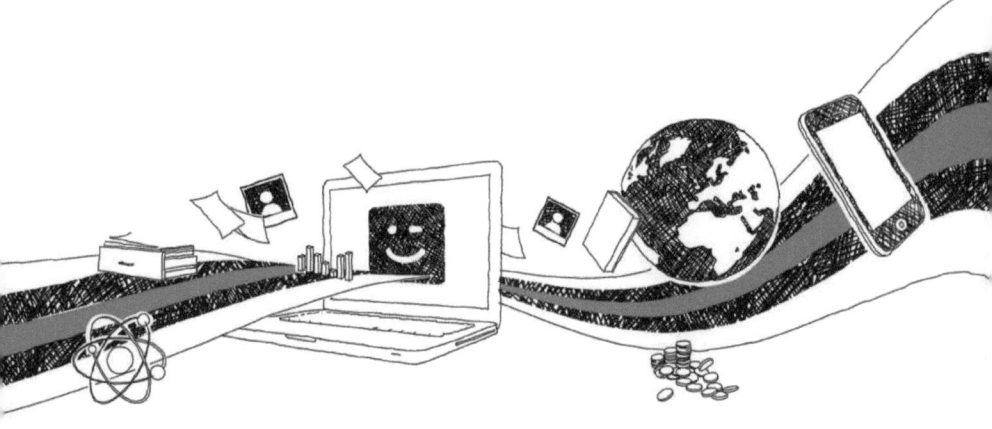
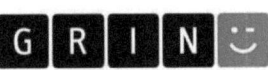